Gerhard Wamprechtshamer

INNERE HARMONIE DURCH
YOGA

Copyright © 1996 by Gerhard Wamprechtshamer
Alle Rechte, auch jene der fotomechanischen Wiedergabe und des auszugsweisen Nachdrucks, vorbehalten.
Verlag Wamprechtshamer
ISBN 3-9500592-0-2

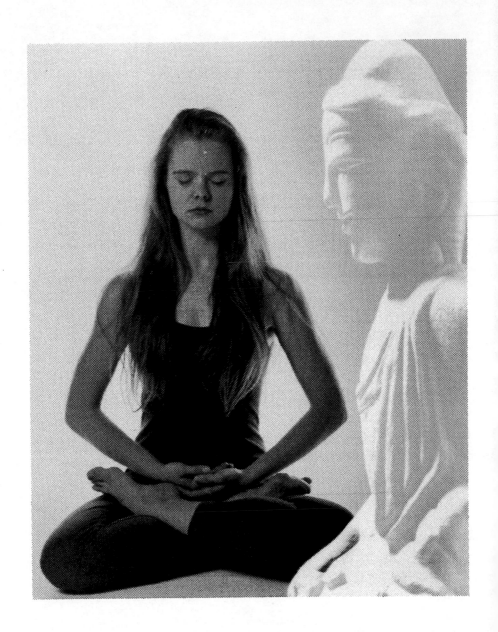

Alle Kraft kommt aus der Stille

EINLEITUNG

Ständig auf der Suche nach Glück, versuchen die meisten Menschen dieses in äußeren Dingen zu finden. Das Verhängnisvolle an den "Früchten" auf dem Weg des weltlichen Genusses ist deren Eigenschaft, zwar zuerst oft süß zu schmecken, letztlich aber immer zumindest einen schalen Geschmack zu hinterlassen. Die Welt der Etikette und die ständige Suche nach vergänglichen Vergnügungen verwirrt den Geist und erzeugt ständige Unruhe, Unsicherheit und Unfreiheit. Die Erfüllung eines Begehrens schafft neues Verlangen, eine dauerhafte Zufriedenheit tritt niemals ein. Das Stillen der Genußsucht stellt immer nur eine Ersatzbefriedigung dar, welche den Menschen von der Erfahrung des beständigen wirklichen Glückes entfernt. Plötzlich alt geworden, ist man dann seinen Leidenschaften immer noch hoffnungslos ausgeliefert und entbehrt jeglicher Weisheit.

Anders ergeht es jenen, die das Glück durch Beschreiten des Yoga-Pfades zu finden trachten: Hier ermöglicht eine spezielle körperliche und mentale Praktik, welche auch die Besinnung auf immaterielle Werte beinhaltet, eine Harmonie zwischen Physis und Psyche sowie die Erkenntnis des wahren innersten Wesens des Menschen. Höchstes unvergängliches Glück kann somit erfahren werden.

Was bedeutet das Wort "Yoga" eigentlich? Yoga stammt von der Sanskritwurzel "Yuj", was "verbinden" oder "anjochen" bedeutet. Gemeint ist damit ein

Vereinen, ein Ins-gemeinsame-Joch-Spannen, von Einzelseele und höchster Seele (Gott) bzw. das Anjochen oder Zügeln der mentalen Aktivität.

Der Yoga ist eine indische Methode, deren Ausformung in frühen Zeiten jedoch auch von der Geisteswelt der Indoeuropäer beeinflußt wurde. Dies mag u.v.a. vielleicht ein weiterer (unbewußter) Grund dafür sein, warum sich viele Menschen in den westlichen Industriestaaten auf der Suche nach neuen Möglichkeiten der Lebensführung heutzutage ebenfalls der Yoga-Lehre zuwenden. So gilt Yoga in diesen Ländern beispielsweise als eine sehr häufig, wenn nicht überhaupt als die hauptsächlich praktizierte Methode der Entspannung.

Neben Entspannung und ganzheitlicher Gesundheit bzw. Förderung der Selbstheilungskräfte geht es bei Yoga aber vor allem um die Entfaltung ungenutzter Potentiale und die Erkenntnis der letzten Wirklichkeit: jener Realität, in der sich der Mensch nicht mehr als kleines weltbezogenes "Ich", sondern als Teil einer tieferen Dimension erfährt.

Es gibt jedoch nicht nur einen Yoga, sondern verschiedene Yoga-Pfade, die sich hauptsächlich in der Hervorhebung einzelner Aspekte unterscheiden. So kann auch den unterschiedlichen Veranlagungen der Menschen besser entsprochen werden.

Unter den verschiedenen Möglichkeiten ragt ein Yoga-System hervor, nämlich der klassische Yoga, der Yoga par excellence. Dieser sowie der Hatha- und Laya-/Raja-Yoga werden nun nachfolgend dargestellt.

"Yogas citta-vṛtti-nirodhaḥ".
"Yoga ist das Zur-Ruhe-Kommen der Modifikationen der Denksubstanz".

Yoga Sutra des Patanjali I/2

KLASSISCHER YOGA

Der klassische Yoga bildet eines der sechs Systeme der klassischen indischen Philosophie (Darsanas). Grundlage des Yoga-Darsana ist das ca. 200 v. Chr. von Patanjali abgefaβte Yoga-Sutra, welches 195 Sutras ("Leitfäden" = Merksprüche, die in kürzester Form das Allerwichtigste wiedergeben) beinhaltet. Als Kernstück dieses Werkes gilt die Beschreibung der acht Teile oder Glieder des Yoga. Dieser acht Glieder wegen wird der klassische Yoga auch als Astanga-Yoga (Achtglieder-Yoga) bezeichnet.

Mittels der Durchführung und Beachtung der in diesen acht Teilen aufgelisteten Methoden und Verhaltensregeln wird der Purusa (Seher, Selbst, reines Bewuβtsein) erfahrbar. Dieser Erkenntnis stehen die Klesas (Leidensursachen) entgegen.

Patanjali erwähnt fünf Klesas:

Avidya - Nichtwissen
Asmita - Ichbewuβtsein
Raga - Begierde
Dvesa - Aversion

Abhinivesa - starker Lebenswunsch

Der ersten Leidensursache, Avidya, entspringen die anderen Klesas. Nichtwissen (Avidya) bedeutet, das Nicht-Ewige, Unreine, Leidhafte und Nicht-Selbst für das Ewige, Reine, Freudvolle und Selbst zu halten. Zu diesem fehlenden Unterscheidungsvermögen kommt es folgendermaßen:

In der Yoga-Philosophie wird zwischen zwei Entitäten, Purusa (Selbst, Seele) einerseits und Prakrti (Natur, Materie) andererseits, unterschieden. Der Purusa spiegelt sich in der zur Prakrti gehörenden Intellegenz. Aufgrund dieser Reflexion bzw. dieser Scheinverbindung verliert der Purusa das Wissen um seine wahre Identität und glaubt sich in weltliches Geschehen involviert (=Avidya).

Der Purusa bleibt jedoch in Wirklichkeit immer unbewegt und frei. Somit gibt es eigentlich auch niemanden zu befreien oder zu erlösen. Vergleichbar wäre diese Pseudoverbindung zwischen Purusa und Prakrti in etwa mit der Spiegelung des Mondes im Meer, wobei diese Reflexion mit den Wogen sozusagen eine Verbindung eingeht und allen Bewegungen folgt, der Mond selbst aber davon völlig unberührt bleibt.

Zur unterscheidenden Einsicht und Lüftung des Schleiers von Avidya bedarf es nun vorerst einer Intensitätsverminderung der Klesas. Dieser Abmilderung dient der Kriya-Yoga, welcher eine Vorstufe zum eigentlichen Yoga darstellt und Tapas (Askese), Svadhyaya (Selbststudium) sowie Isvara-pranidhana (Hingabe an Isvara bzw. Gott) beinhaltet. Eine genauere

Erläuterung dieser Aspekte erfolgt bei der Beschreibung der acht Teile des klassischen Yoga, da sie auch dort bei den Befolgungen (Niyama) wieder angeführt werden.

Die vollständige Vernichtung der Klesas, somit auch des Nichtwissens (Avidya), sowie die Lösung der leidvollen Scheinverbindung und die "Befreiung" des Purusa werden erreicht, indem die Glieder des klassischen Yoga intensiv praktiziert werden.

DIE ACHT GLIEDER DES KLASSISCHEN YOGA SIND:

1. Yama - Enthaltungen
2. Niyama - Befolgungen
3. Asana - Stellung
4. Pranayama - Atemkontrolle
5. Pratyahara - Zurückziehung (der Sinne)
6. Dharana - Konzentration
7. Dhyana - Meditation
8. Samadhi - Integration

Ad 1, YAMA - ENTHALTUNGEN

a) Ahimsa - Nicht-Gewaltsamkeit
   Unter Ahimsa wird nicht nur der Verzicht auf jede Gewaltanwendung, sondern die Liebe zu allen Lebewesen verstanden.

Yoga-Praktizierende ernähren sich vor allem wegen Ahimsa auch lakto-vegetabil, d.h. sie verzichten auf den Verzehr von Fleisch, Fisch und Eiern.

An dieser Stelle sei auch auf die Karma-Lehre hingewiesen. Aufgrund dieser Lehre bzw. dieses Gesetzes von Ursache und Wirkung haben gute Taten auch für den Ausübenden selbst früher oder später positive Folgen, schlechte Handlungen negative.

b) Satya – Wahrhaftigkeit

Wer lügt, schadet anderen und muß weiters auch immer eine Aufdeckung der Unwahrheit befürchten. Die meditative Versenkung wird somit erschwert.

c) Asteya – Nicht-Stehlen

Man sollte sich nichts aneignen, was einem nicht wirklich zusteht oder gehört, Das können Gegenstände oder z.B. auch Lob sein.

d) Brahmacarya – Sexuelle Enthaltsamkeit

Der in (gewollter) Einsamkeit bzw. sehr entschlossene Yoga-Übende enthält sich jeder sexuellen Betätigung. Andere sollten sich zumindest mäßigen und neben einer sexuellen Beziehung kein weiteres derartiges Verhältnis eingehen.

Durch Enthaltsamkeit wird Kraft gewonnen.

Brahmacarya bedeutet auch: ein gottgefälliges Leben führen.

e) Aparigraha – Nichtansammeln von Besitz

Äußerer Reichtum geht meist zu Lasten des inneren Reichtums. Wer innen reich ist, braucht keine "Krücken" (=übermäßiger Besitz) um sein Selbstwertgefühl aufrecht erhalten zu können.

Man denke auch an den enormen Aufwand an Zeit und Energie, der erforderlich ist, um die oft völlig unnötigen Dinge zu erwerben, zu schützen und zu pflegen. Ständig begleitet den Besitzer die Angst, dieser Güter wieder verlustig zu gehen. Spätestens in der Stunde des Sterbens müssen sie wieder aufgegeben werden – sie steigern somit auch die Angst vor dem Tod.

Yogis und Yoginis (weibliche Yogis) besitzen daher höchstens das Lebensnotwendige. Zeit und Energie wenden sie zur Vermehrung von Schätzen auf, welche nicht verrotten, gestohlen oder sonstwie verlorengehen können.

Die wirklich entscheidenden Dinge im Leben sind ja auch nicht für Geld erhältlich. Wesentlich ist allerdings letztlich nicht die Größe des Besitzes, sondern das Maß der Abhängigkeit davon. Je größer jedoch die Ansammlung irdischer Güter ist, umso umfangreicher wird auch die Begehrsucht; und da man nie alles besitzen kann, ist immer Begehren und somit Unzufriedenheit vorhanden. Es besteht ständig die Gefahr, vom rechten Weg abzugleiten. Jesus drückte dies sehr treffend mit den Worten aus: "Eher geht ein Kamel durch ein Nadelöhr, als ein Reicher ins Himmelreich".

Aparigraha beinhaltet auch das Nicht-Akzeptieren von Geschenken, um sich nicht zu einer Gegenleistung genötigt zu sehen. Außerdem muß dieses Ding ebenfalls wieder gepflegt werden......

Ad 2, NIYAMA - BEFOLGUNGEN

a) Sauca - Reinheit

Sauca wird in innere und äußere Reinheit unterteilt.

Äußere Reinheit beinhaltet neben der allgemein üblichen Pflege des Körpers auch eine reine (sattvige), für Körper und Geist gesunde, lakto-vegetabile Ernährungsweise. (Siehe diesbezüglich auch das unter Ahimsa Angeführte).

Zur inneren Reinheit bedarf es der Läuterung des Geistes bzw. einer Kultivierung positiver mentaler Eigenschaften.

b) Samtosa - Zufriedenheit

Zufriedenheit bedeutet, nicht mehr zu begehren, als vorhanden ist.

Aus Zufriedenheit erwächst höchstes Glück.

c) Tapas - Askese

Yoginis und Yogis pflegen eine einfache, disziplinierte Lebensweise. Selbstkasteiung hat allerdings keinen Platz im Yoga.

Fortgeschrittene sollten gelegentlich fasten.

d) Svadhyaya - Selbststudium

Für den Anfänger ist zunächst das Studium maßgebender Yoga-Schriften (Yoga-Sutra des Patanjali, Hathapradipika etc.) erforderlich. Der Fortgeschrittene versenkt sich in einzelne Textstellen und versucht, deren tieferen Sinn zu erfassen.

e) Isvara-pranidhana - Hingabe an Gott

Isvara-pranidhana erleichtert den Fortschritt am Yoga-Pfad, größtmögliche Hingabe an Gott mündet in Samadhi, dem Ziel des Yoga.

Die Punkte 2 c, d, e sind auch Aspekte des Kriya-Yoga.

Ad 3, ASANA - STELLUNG

Asanas sind feste und bequeme Körperhaltungen. Sie werden jeweils langsam eingenommen, kurze oder längere Zeit hindurch bewegungslos eingehalten und dann wieder langsam beendet. Nach jeder Asana folgt eine kurze Entspannung.

Durch das harmonische Wechselspiel von (mäßigem) Anspannen und Entspannen, Zusammenziehen und Dehnen, dosierter Kompression und Extension, werden im Körperlichen sich ansammelnde Spannungen aufgeweicht, mobilisiert und schließlich aufgelöst. Die Lösung dieser Spannungen führt auch zu einer psychischen Entspannung. Ausgeglichener Muskeltonus ist ja auch Ausdruck psychischen Wohlbefindens und Gleichgewichtes.

Die Gesundheit aller Körperbereiche (Gelenke, Muskeln, Organe, Nervensystem) wird durch Asanas gesteigert. Ein besonderes Augenmerk gilt der Wirbelsäule. Diese ist in Ihrem Gesamtaufbau als funktionelle Bewegungseinheit zu betrachten. Als ihre Grundfunktionen gelten Schutz des Rückenmarkes, Austrittsstelle für die Körpernerven, Stützfunktion und Funktion als Bewegungsachse des Körpers. Feste (Wirbeln) und bewegliche Bausteine (Bandscheiben, Bänder, Gelenkkapseln) dieses wichtigen Achsenorganes ermöglichen erst durch ihr Zusammenspiel eine Funktionseinheit.

Das die Wirbelsäule stützende Muskelkorsett wird bei den Asanas trainiert. Die "Ernährung" der Bandscheiben (Disci intervertebrales), welche ja nicht über Blutgefäße, sondern mittels Diffusion erfolgt, wird durch abwechselndes Be- und Entlasten der Wirbelsäule in verschiedenen Bewegungsebenen während der Asanas wesentlich gefördert. Bewegungseinschränkungen und Fehlhaltungen der Wirbelsäule lassen sich korrigierend beeinflussen.

Diese Wirbelsäulenpflege ist nicht nur für das Rückgrat selbst, sondern für den gesamten Organismus von großer Bedeutung, da Wirbelsäulenprobleme beispielsweise Beschwerden innerer Organe verursachen können. Bekannt ist ferner ein Zusammenhang zwischen einer gesunden Wirbelsäule und psychischer Stabilität. Diesbezüglich denke man auch an die Körperhaltung eines Schwermütigen (gebückt), im Vergleich zum innerlich ausgeglichenen Menschen (aufrecht).

Asanas verzögern des weiteren die Alterung des Körpers, steigern das Vitalgefühl und verbessern das Konzentrationsvermögen. Es erfolgt eine Beruhigung der mentalen Aktivität und ein Nach-innen-Richten der Aufmerksamkeit.

Asanas und Pranayama tragen wesentlich zur Vorbeugung und Heilung vieler gesundheitlicher Störungen, wie beispielsweise Wirbelsäulenbeschwerden, Gelenkerkrankungen, Darmträgheit, geschwächter Abwehrkraft, Asthma, Kopfschmerzen, Schlafstörungen, Konzentrationsstörungen, vegetativer Dystonie etc. bei.

Zusätzliches über die Wirkung der Asanas ist bei der Beschreibung des Hatha-Yoga angeführt.

Ad 4, PRANAYAMA - ATEMKONTROLLE

Bei Pranayama werden in ganz bestimmter Weise die Ein- und Ausatmung ausgedehnt sowie die Atmung angehalten.

Pranayama ermöglicht eine gedankliche Beruhigung, vermehrtes inneres Gleichgewicht und eine Verbesserung der Konzentrationsfähigkeit. Nach Pranayama ist die Sauerstoffabsorption in der Lunge viele Stunden lang gesteigert. Die Bauchorgane werden wirkungsvoll massiert.

Weiteres über Pranayama können Sie dem Abschnitt über Hatha-Yoga entnehmen.

Ad 5, PRATYAHARA – ZURÜCKZIEHUNG

Pratyahara, die "Zurückziehung der Sinne", ist die Fähigkeit, nicht durch Sinnesreize (z.B. Geräusche) abgelenkt zu werden. Es handelt sich hierbei um eine weitere Auswirkung von Pranayama und Asanas.

Die bisher besprochenen Angas (Glieder) eins bis fünf werden als Bahiranga (äußere Glieder), die folgenden drei Teile als Antaranga (innere Glieder) bezeichnet.

Ad 6, DHARANA – KONZENTRATION

Dharana sowie die nachfolgenden Stufen Dhyana und Samadhi sind Versenkungsstadien von zunehmender Tiefe. Zunächst wird hierbei in Dharana die Aufmerksamkeit auf einen einzigen Gegenstand gerichtet.

Ad 7, DHYANA – MEDITATION

Mühelose, über einen längeren Zeitraum hinweg ununterbrochene Konzentration (Dharana), ist Meditation.
In der Meditation tritt tiefste Entspannung bei gleichzeitiger höchster Wachheit ein. Der Schleier von

Avidya (Nichtwissen) lichtet sich und tiefere Formen des Seins werden erfahrbar. Es erfolgt eine Förderung positiver und die Reduzierung negativer mentaler Eigenschaften. Die Dinge werden zunehmend so gesehen, wie sie wirklich sind - und nicht so, wie sie zu sein scheinen. Man fühlt sich immer gelöster und freier.

Die Gesundheit, Konzentration, innere Sicherheit, Kreativität und Intuition werden gesteigert.

Ad 8, SAMADHI - INTEGRATION, ÜBERBEWUSSTSEIN

Meditation mündet ein in die tiefste Stufe der Versenkung, dem Samadhi. Die Hülle von Avidhya wird vollends entfernt und der Purusa tritt in seiner wahren Wesensform hervor.

Nach der Samadhi-Erfahrung ist der Yogi von selbstloser Liebe und grenzenloser Weisheit erfüllt. Er ist ein Jivanmukta, ein im Leben Befreiter. In allen Situationen ist er gewissermaßen nur deren Zeuge und verweilt stets in heiterer Gelassenheit. Er ist in der Welt, aber nicht von der Welt.

An dieser Stelle wäre es auch interessant, die unterschiedlichen Standpunkte der Yoga- und der buddhistischen Lehre in Bezug auf das Selbst zu vergleichen. Im Buddhismus wird ja die Existenz eines

Purusa nicht akzeptiert. Bei genauerer Betrachtung kristallisiert sich jedoch heraus, daß die Ansichten so verschieden gar nicht sind und durchaus eine gemeinsame Basis gefunden werden kann. Diesbezüglich sei beispielsweise auf die sehr große Ähnlichkeit der Seinsweise eines Jivanmukta und eines Arahat (buddhistischer Heiliger) hingewiesen.

Ein genaueres Eingehen auf diesen Sachverhalt würde jedoch die Zielsetzung dieses Werkes übersteigen. Deshalb muß diese kurze Anmerkung hier genügen.

****

Philosophien und Religionen sind nur die Finger, die zum Mond zeigen, nicht aber der Mond selbst. Wer nur auf den Finger sieht, wird den Mond niemals zu Gesicht bekommen.

*Wer unermüdlich Yoga übt,
wird vollendet,
sei er jung, alt, sehr alt,
krank oder schwach.
Hathapradipika I/64*

HATHA-/LAYA-/RAJA-YOGA

Hatha-Yoga und Laya-/Raja-Yoga ergeben zusammen einen einzigen Yoga Pfad.

HATHA - YOGA

Hatha-Yoga (Ha=Sonne, Tha=Mond) ermöglicht den Ausgleich anregender und beruhigender Kräfte im Körper. Die Nadis erfahren eine Läuterung und Kundalini wird aktiviert.

Bei den Nadis (Kanälen) handelt es sich um feinstoffliche Leitungsbahnen in welchen Prana (Lebensenergie) zirkuliert, bei Kundalini um die latent im Menschen vorhandene göttliche Kosmische Energie.

Jeder Vorgang im Universum, und somit auch im Körper, ist eine Manifestation von Prana. Diese Energie ist ebenso in der Luft und in der Nahrung enthalten. Wir "schwimmen" geradezu in einem Meer von Energie. Prana darf jedoch nicht als materieller Bestandteil der Luft oder der Nahrung betrachtet werden.

Über Nase, Zunge, Lunge und Haut wird Prana aufgenommen und gelangt dann über die Nadis zu allen Körperbereichen. Die Steuerung sämtlicher Funktionen des Organismus erfolgt durch diese Energiezirkulation und bei deren Beeinträchtigung (Energieblockade) treten psychische und/oder körperliche Beschwerden auf.

Hatha-Yoga Methoden, vor allem Asanas und Anuloma Viloma (Wechselatmung), bewirken die Lösung energetischer Blockaden und eine Harmonisierung der Energiezirkulation bzw. die Reinigung der Nadis. Durch Pranayama (Kontrolle der Atmung und der Energie) erfolgt eine stark vermehrte Absorption und Speicherung von Prana sowie eine Lenkung der Energie beispielsweise zu verletzten Körperbereichen oder in die Susumna.

Susumna ist die wichtigste der 72000 Nadis. Sie verläuft in der Mitte des Körpers, vom Becken ausgehend, innerhalb der Wirbelsäule zum Kopf. Sind nun, nach meist längerer Übungszeit, die Nadis geläutert, so kann auch durch die ansonsten blockierte Öffnung der Susumna im Beckenbereich Prana eingepreßt werden. Somit erfolgt ein stimulierender Einfluß auf Kundalini.

Kundalini (die Zusammengerollte) ist jene an der Basis der Wirbelsäule im Muladhara Chakra (siehe später) normalerweise schlummernde und dreieinhalb mal zusammengerollte göttliche Kosmische Energie. Ihre Aktivierung ist das eigentliche Ziel des Hatha-Yoga.

Die Mittel des Hatha-Yoga zur Erreichung oben erwähnter Absichten sind neben den bereits angeführten Asanas und Pranayamas Kriyas (Reinigungsübungen) sowie Mudras (spezielle Übungen und symbolische Haltungen). Zu den Mudras gehören auch die Bandhas (Verschlüsse).

LAYA- / RAJA- YOGA

Nach Aktivierung der Kundalini erfolgt mittels verschiedener Verfahren, vorwiegend jedoch durch Meditation, deren Aufstieg in der Susumna. Die Chakras (subtile vitale Zentren) entlang Susumna werden vollständig aktiviert und besondere Fähigkeiten und Glücksempfindungen stellen sich ein. Steigt Kundalini bis zum Sahasrara Chakra am Scheitel des Kopfes bzw. oberhalb dem Ende der Susumna empor, so ist der Yogi am Ziel seines spirituellen Weges, dem Samadhi oder Kosmischen Bewußtsein, angelangt.

Beim Emporführen der Kundalini handelt es sich um Laya-Yoga, bei Raja-Yoga um ein Synonym für Samadhi. Oder anders ausgedrückt: Hatha- mündet in Laya- und dieser in Raja-Yoga.

Die wichtigsten Chakras und deren Lokalisation:
1. Muladhara Chakra - oberhalb des Anus
2. Svadhistana Chakra - Genitalbereich
3. Manipura Chakra - Nabelbereich
4. Anahata Chakra - Herzgegend
5. Vishuddha Chakra - Halsbereich
6. Ajna Chakra - zwischen den Augenbrauen

7. Sahasrara Chakra, der tausendblättrige
   Lotos – Scheitel des Kopfes

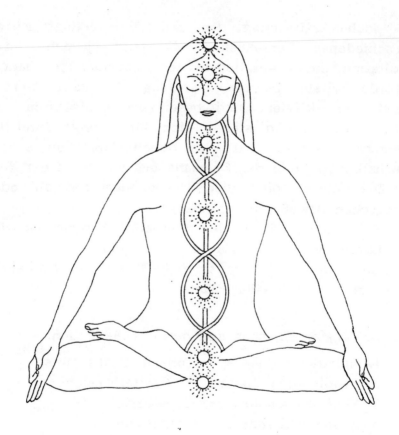

Die Chakras sowie die Nadis Susumna, Ida, Pingala

*Ohne Meditation kann es keinen Frieden geben,
und ohne Frieden kann es kein Glück geben.*

Bhagavadgita

****

Wenn dein Körper kräftig ist, deine Gedanken klar, dein Blut rein, deine Nerven stark, dein Körper resistent gegenüber Krankheitskeimen – das ist der Beginn des Yoga.

Wenn du alle deine Aufgaben mit Freuden verrichtest, wenn du bei Erfolg bescheiden und im Unglück heiter bleibst, wenn Lob oder Tadel dich nicht berühren, wenn du dich in Dankbarkeit niederbeugst für alle Schwierigkeiten die auf dich zukommen – das ist der Fortschritt im Yoga.

Wenn du Meister deiner Gedanken bist, Kontrolle über deine Emotionen hast, wenn inmitten aller Wechselfälle des Lebens dein innerer Frieden erhalten bleibt, wenn jedes Detail der Existenz in dir Verwunderung und Ehrfurcht auslöst, wenn dir jeder Moment des Lebens als Wunder erscheint, wenn deine unsterbliche Seele mit dem Ozean der ewigen Stille verschmilzt, wenn du wirklich alle Lebewesen als Teile deiner selbst liebst – das ist das Ziel des Yoga.

ÜBUNGSTEIL

Asanas bewirken Standhaftigkeit,
Gesundheit,
und ein Gefühl von Leichtigkeit.
Hathapradipika I/17

ASANAS

ALLGEMEINES ZUR DURCHFÜHRUNG DER ASANAS

1) Blase und Darm sollten entleert, der Magen nüchtern sein.

2) Asanas werden sehr langsam, meditativ, eingenommen und ebenso wieder beendet. Während des unbewegten Verweilens in einer Stellung richtet sich die Achtsamkeit auf hierbei auftretende Empfindungen oder auf die Atmung.

3) Es dürfen in keiner Phase Schmerzen auftreten.

4) Jede Asana wird nur soweit es leicht möglich bzw. angenehm ist ausgeführt. - Kein Leistungsprinzip!

5) Die Atmung erfolgt ausschließlich durch die Nase.

6) Mit einer Vorwärtsbeugung einhergehende Asanas sollten mit rückwärtsgerichteten Haltungen ausgeglichen werden und umgekehrt.

7) Zwischen den Asanas findet jeweils kurz eine Entspannung in Sava- oder Makarasana statt.

8) Grundsätzlich ist jede Tageszeit zum Üben geeignet. Aus verschiedenen Gründen erweisen sich jedoch die Morgenstunden als besonders günstig, etwa wegen der Stille ringsum und der Nüchternheit des Magens.
Für die frühe Tageszeit spricht weiterhin die in gewissem Sinne vergleichbare Durchführung der Asanas mit dem Stimmen eines Saiteninstrumentes. So wie man die Saiten eines derartigen Instrumentes vor dem Spielen stimmt, so sollte man auch die "Saiten" des Körpers (und somit auch des Gemütes) mittels Yoga-Übungen am Morgen stimmen, um dann tagsüber optimal damit agieren zu können. Führt man hingegen die Asanas am Abend durch, so vertreiben sie Abgespanntheit. Vor der Nachtruhe geübt, ermöglichen sie einen besonders erquickenden Schlaf. In letzterem Fall sollte allerdings Sarvangasana (Ganzkörperstellung) nicht mehr ausgeführt werden.

9) Lieber täglich einige Asanas durchführen, als beispielsweise einmal wöchentlich das gesamte Programm.

10) Sollten Sie an den Asanas Gefallen finden, so lassen Sie sich unbedingt auch von einem befugten Yoga-Lehrer persönlich unterweisen.

ASANAS WERDEN IN DREI GRUPPEN EINGETEILT:

1) Meditations-Asanas
2) Korrektive oder kulturelle Asanas
3) Entspannungs-Asanas

Ad 1, M E D I T A T I O N S - A S A N A S

PADMASANA – LOTOSSITZ
Abb. 1

A u s f ü h r u n g

Setzen Sie sich mit nach vorne ausgestreckten Beinen auf den Boden. Beugen Sie das rechte Bein im Kniegelenk und legen Sie den rechten Fuß auf den linken Oberschenkel. Ebenso wird das linke Bein gebeugt und der linke Fuß auf den rechten Oberschenkel gelegt. Die Fußsohlen zeigen nach oben. Die Hände werden entweder übereinander auf die Fersen (Abb. 1) oder einzeln, zu Jnana Mudra (Abb. 29) geformt, auf das jeweils seitengleiche Knie gelegt.

Auf eine aufrechte Oberkörperhaltung ist zu achten.

D a u e r

Zu Beginn sollten Sie in Padmasana nur einige Sekunden lang verbleiben. Langsam und sehr vorsichtig wird dieser Zeitraum ausgedehnt.

Für die Dauer des Verweilens in einer Meditations-Asana, und somit auch in Padmasana, gibt es letztlich keine Obergrenze.

Auswirkungen
Stärkung der Wirbelsäule
Erhöhte Beweglichkeit der Beingelenke
Gesteigerte Durchblutung der Bauch- und Beckenorgane

VAJRASANA - BECKENSTELLUNG
Abb. 2, 3

Ausführung
Zunächst sitzen Sie mit gestreckten Beinen auf dem Fußboden. Beugen Sie nun das linke Bein im Kniegelenk und setzen Sie sich auf den linken Fuß. Dasselbe führen Sie auch mit dem rechten Bein durch, sodaß Sie nun auf beiden Füßen (große Zehen beisammen, Fersen auseinander) sitzen. Legen Sie die Hände mit den Handflächen nach unten gerichtet oberhalb der Knie auf die Oberschenkel (Abb. 2).

Achten Sie auf eine aufrechte Haltung des Oberkörpers.

Variation: Bei der Variation sind die Füße an der Außenseite des Beckens angeschmiegt, die

Sitzbeinhöcker befinden sich somit auf dem Boden (Abb.3).

Dauer
   Das bei Padmasana Angeführte gilt auch hier.

Auswirkungen
   Knie- und Fußgelenke werden beweglicher.

Gegenanzeige
   Bei einer Neigung zu Krampfadern darf diese Asana nur kurz eingehalten werden.

SUKHASANA – BEQUEME STELLUNG
Abb. 4

Ausführung
   Setzen Sie sich mit nach vorne ausgestreckten Beinen auf den Boden. Überkreuzen Sie die Beine, indem Sie jeweils einen Fuß unter den Oberschenkel des anderen Beines geben. Legen Sie die Hände auf die Knie und halten Sie den Oberkörper aufrecht.
   Diese Stellung ist auch unter der Bezeichnung "Schneidersitz" bekannt.

Ad 2, KORREKTIVE ASANAS

SIRSHASANA – KOPFSTAND
Abb. 5

Ausführung

Knien Sie sich auf den Fußboden. Die ebenfalls am Boden befindlichen Ellbogen und Hände bilden die Eckpunkte eines Dreieckes. Schieben Sie die Finger beider Hände ineinander (Fingerverschluß). Plazieren Sie den Scheitel des Kopfes so auf die Unterlage, daß die Handflächen am Hinterkopf anliegen. Strecken Sie die Beine und gehen Sie langsam auf den Zehenspitzen so lange in Richtung Kopf, bis sich der Oberkörper in senkrechter Position befindet.

Durch Beugung der Beine in den Kniegelenken werden die Füße vom Boden abgehoben und die Unterschenkel an die Oberschenkel herangeführt. In dieser Stellung, welche die erste Stufe dieser Asana bildet, bleiben Sie einige Sekunden lang. Die zweite Stufe wird durch Aufrichten der Oberschenkel in eine vertikale Position erreicht. Auch diese Stellung halten Sie einige Sekunden lang ein.

Zuletzt werden die Beine gestreckt. Somit ist die dritte und letzte Stufe erreicht.

Nachdem die Asana eingehalten wurde, erfolgt deren Beendigung stufenweise in umgekehrter Reihenfolge der Einnahme.

D a u e r
Bleiben Sie zu Beginn einige Sekunden lang in Sirshasana. Langsam wird dies Zeitspanne auf fünf Minuten ausgedehnt.
Die Höchstdauer beträgt zwanzig Minuten.

A u s w i r k u n g e n
Stark erhöhte Durchblutung des Gehirns und folglich Verbesserung der Gehirnfunktionen, wie beispielsweise der Konzentrations- und Merkfähigkeit
Vermehrtes inneres Gleichgewicht
Gegen Obstipation (Verstopfung) und Varizen (Krampfadern)

G e g e n a n z e i g e n
Bei Hypertonie (Bluthochdruck) und bei Herzbeschwerden darf diese Asana nicht durchgeführt werden.

SARVANGASANA – GANZKÖRPERSTELLUNG
Abb. 6

A u s f ü h r u n g
Legen Sie sich auf den Rücken. Die Hände befinden sich mit den Handflächen nach unten gerichtet neben den Oberschenkeln auf der Unterlage. Heben Sie nacheinander die gestreckten Beine und den Rumpf

hoch. Diese Körperteile sollten sich nun in vertikaler Lage befinden. Das Sternum drückt gegen das Kinn. Stützen Sie den Rücken mit den Händen ab.

D a u e r
Halten Sie Sarvangasana anfangs zwanzig Sekunden lang ein und steigern Sie langsam auf fünf Minuten. Die Höchstdauer beträgt zwanzig Minuten.

A u s w i r k u n g e n
Stärkung der Schilddrüse
Hilfreich gegen Darmträgheit und Krampfadern.

G e g e n a n z e i g e n
Bei Hypertonie, Hyperthyreose (Schilddrüsenüberfunktion) und Herzbeschwerden darf diese Asana nicht durchgeführt werden.

EKA PADA SARVANGASANA –
EINBEINIGE GANZKÖRPERSTELLUNG
Abb. 7

A u s f ü h r u n g
Führen Sie Sarvangasana durch. Senken Sie nun abwechselnd ein Bein nach rückwärts auf den Boden. Das andere Bein bleibt jeweils in senkrechter Position.

Dauer

Bleiben Sie zwanzig bis sechzig Sekunden lang in dieser Asana.

Auswirkungen

Ähnlich wie Sarvangasana

MATSYASANA – FISCHSTELLUNG
Abb 8

Ausführung

Setzen Sie sich mit ausgestreckten Beinen auf den Boden. Geben Sie, wie in Padmasana, den rechten Fuß auf den linken Oberschenkel und den linken Fuß auf den rechten Oberschenkel. Legen Sie sich, ohne die Beinstellung zu ändern, auf den Rücken. Stützen Sie sich auf die Ellbogen ab und heben Sie den Oberkörper so weit hoch, bis der Scheitel des stark nach rückwärts geneigten Kopfes am Boden aufliegt. Zuletzt werden mit den Zeigefingern die großen Zehen erfaßt.

Zu Beginn kann diese Asana mit einfach gekreuzten Beinen (wie in Sukhasana) durchgeführt werden.

Matsyasana findet immer nach Sarvangasana Anwendung.

Dauer
Etwa ein Drittel jener Zeit, welche für Sarvangasana aufgewandt wurde

Auswirkungen
Kräftigt die Wirbelsäule
Vermehrt die durch Sarvangasana erziehlte Wirkung bzgl. der Schilddrüse

---

HALASANA – PFLUGSTELLUNG
Abb. 9

Ausführung
Legen Sie sich auf den Rücken. Heben Sie die Beine und senken Sie die Füße hinter den Kopf auf den Boden. Bleiben Sie einige Sekunden lang in dieser ersten Stufe von Halasana.

Die zweite Stufe erreichen Sie, indem Sie die Zehen vom Kopf wegschieben. Sie bleiben auch in dieser Stellung einige Sekunden lang.

In weiterer Folge beugen Sie die Füße, sodaß die Zehenoberseiten auf dem Boden zu liegen kommen, und schieben erneut die Zehen zurück. Hiermit wird die dritte Stufe dieser Asana eingenommen.

Nach einer kurzen Pause geben Sie die Hände hinter den Kopf und schieben die Finger ineinander (Fingerverschluß). Die Handflächen werden an die

Schädeldecke angelegt. Gleiten Sie erneut auf den Zehen vom Kopf weg. Die vierte und letzte Stufe von Halasana ist somit erreicht.

D a u e r
Bleiben Sie anfangs zwanzig Sekunden lang in dieser Asana. In weiterer Folge wird diese Stellung bis zu zwei Minuten lang eingehalten.

A u s w i r k u n g e n
Gesteigerte Elastizität der Wirbelsäule
Stärkung der Schilddrüse
Verbesserte Funktion der Bauchorgane
Gegen Verstopfung

BHUJANGASANA – KOBRASTELLUNG
Abb. 10

A u s f ü h r u n g
Legen Sie sich auf den Bauch. Die Hände ruhen zunächst mit den Handflächen nach oben gewendet neben den Oberschenkeln, die Stirn befindet sich auf der Unterlage. Beugen Sie nun die Arme in den Ellbogengelenken und geben Sie die Hände neben dem Brustkorb auf den Boden. Neigen Sie den Kopf nach hinten und heben Sie durch langsames Durchbiegen der Wirbelsäule den Rumpf bis zum Nabel hoch. Dieses

Durchbiegen sollte in erster Linie mit Hilfe der Rückenmuskeln erfolgen, es lastet also nur ein geringes Gewicht auf den Händen.

Achten Sie während der gesamten Übung darauf, daß die Oberarme parallel dem Oberkörper anliegen.

D a u e r
Halten Sie Bhujangasana zu Beginn zwanzig Sekunden lang ein und steigern Sie langsam auf eine Minute.

A u s w i r k u n g e n
Die Rückenmuskulatur wird gestärkt.
Rückenschmerzen können gelindert oder ganz behoben werden.

ARDHA SALABHASANA –
HALBE HEUSCHRECKENSTELLUNG
Abb. 11

A u s f ü h r u n g
Legen Sie sich so auf den Bauch, wie dies auch bei Bhujangasana zunächst der Fall war. Geben Sie allerdings anstelle der Stirn das Kinn auf den Boden und formen Sie Ihre Hände zu Fäusten. Heben Sie nun ein Bein langsam hoch. Eine Verdrehung im Becken sollte vermieden werden.

Nachdem Sie das Bein wieder gesenkt haben, wiederholen Sie Ardha Salabhasana durch Anhebung des anderen Beines.

D a u e r
Halten Sie diese Stellung anfangs zwanzig, später bis zu sechzig Sekunden lang ein.

A u s w i r k u n g e n
Wie Salabhasana, allerdings geringfügiger

SALABHASANA — HEUSCHRECKENSTELLUNG
Abb. 12

A u s f ü h r u n g
Legen Sie sich, wie bei Ardha Salabhasana, in Bauchlage auf den Fußboden. Geben Sie die Fäuste unter die Oberschenkel und heben Sie beide Beine so weit wie möglich hoch. Drücken Sie mit den Fäusten gegen den Boden.

D a u e r
Bleiben Sie anfangs zehn, später bis zu dreißig Sekunden lang in dieser Asana.

A u s w i r k u n g e n
Kräftigung der Rücken- und Gesäßmuskulatur

Gegen Blähungen und Obstipation

DHANURASANA – BOGENSTELLUNG
Abb. 13

Ausführung
Legen Sie sich auf den Bauch. Beugen Sie die Beine in den Kniegelenken. Erfassen Sie mit den Händen die Knöchel und heben Sie Oberkörper und Oberschenkel vom Boden hoch.

Dauer
Dhanurasana wird zehn bis dreißig Sekunden lang eingehalten.

Auswirkungen
Fördert die Geschmeidigkeit der Wirbelsäule
Verbessert die Funktionen der Bauch- und Beckenorgane

PASCHIMOTTANASANA –
HINTERE DEHNUNGSSTELLUNG
Abb. 14

Ausführung

Setzen Sie sich mit ausgestreckten Beinen auf den Fußboden. Neigen Sie sich nach vor und ergreifen Sie mit den Zeigefingern die großen Zehen. Durch weiteres, vorsichtiges Beugen sollten die Ellbogen auf dem Boden und das Gesicht auf den Knien zu liegen kommen.

Zu Beginn können anstatt der Zehen die Fußgelenke mit den Händen erfaßt werden.

Dauer

Bleiben Sie anfangs zwanzig Sekunden lang in dieser Asana und steigern Sie langsam auf eine Minute (oder auch etwas länger).

Auswirkungen

Die Wirbelsäulenelastizität wird gesteigert.

Es erfolgt eine Vitalisierung der Bauchorgane.

Sowohl Diarrhoe als auch Obstipation können günstig beeinflußt werden. Bei Durchfall sollte Paschimottanasana länger als drei Minuten, bei Verstopfung weniger als drei Minuten lang eingehalten werden.

JANU SIRSHASANA - KNIE-KOPF-STELLUNG
Abb. 15

Ausführung

Setzen Sie sich mit nach vorne gestreckten Beinen auf die Unterlage. Beugen Sie das rechte Bein im Kniegelenk und geben Sie den rechten Fuß, mit der Fußsohle nach oben zeigend, auf den linken Oberschenkel.

Neigen Sie sich nach vor und ergreifen Sie mit beiden Händen die Zehen des linken Fußes. Nach fortgesetztem, vorsichtigen Beugen sollten die Ellbogen auf dem Fußboden und die Stirn auf dem linken Knie zu liegen kommen.

Zu Beginn kann, anstatt den rechten Fuß auf den linken Oberschenkel zu plazieren, die rechte Fußsohle an die Innenseite des linken Oberschenkels angelegt werden. Anstelle der Zehen kann das Fußgelenk mit den Händen ergriffen werden.

Wiederholen Sie Janu Sirshasana seitenverkehrt. Sie beugen also zu Beginn das linke Bein.

Dauer

Bleiben Sie zwanzig bis sechzig Sekunden lang in dieser Asana.

Auswirkungen

Die Beweglichkeit der Wirbelsäule und der Beingelenke wird erhöht.

Bauchspeicheldrüse, Leber, Nieren und Milz erfahren eine Kräftigung.

VAKRASANA – DREHSTELLUNG
Abb. 16

Ausführung

Setzen Sie sich mit ausgestreckten Beinen auf den Boden. Beugen Sie das rechte Bein im Kniegelenk und stellen Sie den rechten Fuß neben das linke Knie. Die rechte Hand wird hinter dem Gesäß auf dem Boden aufgesetzt. Geben Sie die Innenseite des linken Oberarmes an die Außenseite des rechten Knies. Die linke Handfläche sollte sich auf der Unterlage befinden. Drehen Sie den Oberkörper so weit wie möglich nach rechts.

Die Asana wird seitenverkehrt wiederholt.

Dauer

Das bei Ardha Matsyendrasana Angeführte gilt auch für Vakrasana.

Auswirkungen

Wie Ardha Matsyendrasana, nur in geringerem Umfang.

ARDHA MATSYENDRASANA – HALBE MATSYENDRASTELLUNG
Abb 17, 18

Matsyendra ist der Name jenes bekannten Yogis, welcher diese Asana entwickelt hat.

Ausführung
Sie sitzen zunächst mit gestreckten Beinen auf dem Fußboden. Beugen Sie nun das rechte Bein im Kniegelenk und geben Sie die rechte Fußsohle an die Innenseite des linken Oberschenkels. Der linke Fuß wird außen neben das rechte Knie gestellt. Legen Sie die rechte Schulter über das linke Knie und ergreifen Sie mit dem rechten Zeigefinger die linke große Zehe. Drehen Sie den Oberkörper soweit wie möglich nach links und ergreifen Sie mit der linken Hand den rechten Oberschenkel.

Ardha Matsyendrasana wird seitenverkehrt wiederholt.

Dauer
Bleiben Sie anfangs zwanzig Sekunden lang in dieser Asana und steigern Sie langsam auf eine Minute.

Auswirkungen
Wirbelfehlstellungen lassen sich günstig beeinflussen.

Die Funktionen von Leber, Gallenblase, Nieren und Milz werden verbessert, die Darmperistaltik wird angeregt.

SUPTA VAJRASANA – LIEGENDE BECKENSTELLUNG
Abb. 19

Ausführung
Nehmen Sie Vajrasana oder deren Variation ein. Senken Sie den Oberkörper nach hinten, wobei Sie sich zunächst auf die Ellbogen abstützen und daraufhin Kopf und Schultern auf den Boden geben. Die Arme werden unter dem Kopf verschränkt, die Hände befinden sich hierbei unter der jeweils gegenüberliegenden Schulter.

Dauer
Bleiben Sie zwanzig bis sechzig Sekunden lang in Supta Vajrasana. Die Höchstdauer beträgt drei Minuten.

Auswirkungen
Erhöhung der Wirbelsäulenelastizität
Stärkung der Beckenorgane
Anregung der Darmperistaltik
Hilfreich bei Magenbeschwerden

ARDHA PAVANAMUKTASANA – HALBE WINDEBEFREIENDE STELLUNG
Abb. 20

Ausführung

Legen Sie sich auf den Rücken. Beugen Sie das rechte Bein im Kniegelenk und umfasssen Sie mit dem im Ellbogengelenk abgewinkelten rechten Arm das rechte Knie. Verschränken Sie die Arme, sodaß sich auf jedem Ellenbogengelenk eine Hand befindet, und drücken Sie den rechten Oberschenkel auf den Bauch.

Wiederholen Sie diese Asana seitenverkehrt.

Dauer

Bleiben Sie anfangs zwanzig Sekunden lang in dieser Asana und steigern Sie langsam auf eine Minute.

Auswirkungen

Ähnlich wie Pavanamuktasana

PAVANAMUKTASANA – WINDEBEFREIENDE STELLUNG
Abb. 21

Ausführung

Legen Sie sich auf den Rücken. Beugen Sie beide Beine in den Kniegelenken und umfassen Sie die Knie mit in den Ellbogengelenken abgewinkelten Armen. Verschränken Sie die Arme wie bei Ardha Pavanamuktasana und drücken Sie die Oberschenkel auf den Bauch.

D a u e r
Bleiben Sie zwanzig bis sechzig Sekunden lang in dieser Asana.

A u s w i r k u n g e n
Stärkt die Bauch- und Beckenorgane
Gegen Blähungen und Obstipation
Hilft gegen Beschwerden im unteren Bereich der Wirbelsäule

H i n w e i s
Ardha Pavanamuktasana und Pavanamuktasana werden unmittelbar hintereinander durchgeführt, es entfällt also die ansonsten zwischen den Übungen obligate Entspannung.

PARSVA CHAKRASANA – SEITLICHE RADSTELLUNG
Abb. 22

Ausführung

Diese Asana wird stehend durchgeführt. Die Füße sind geschlossen und die Arme längs dem Körper angelegt. Heben Sie den gestreckten rechten Arm so lange zur Seite hoch, bis er sich in waagrechter Lage befindet. Die Handfläche wird nun nach oben gedreht und der Arm anschließend so weit angehoben, bis der Oberarm an der rechten Seite des Kopfes anliegt. Jetzt beugen Sie den Oberkörper nach links. Achten Sie darauf, daß das Körpergewicht zu gleichen Teilen auf beide Füße verteilt wird.

Wiederholen Sie die Asana seitenverkehrt.

Dauer

Bleiben Sie anfangs zwanzig Sekunden lang in Parsva Chakrasana und steigern Sie langsam auf eine Minute.

Auswirkungen

Hilfreich gegen Wirbelsäulenbeschwerden
Gleichgewichtsschulung

TRIKONASANA – DREIECKSTELLUNG
Abb. 23

Ausführung

Trikonasana wird im Stehen durchgeführt. Geben Sie die Füße ca. einen Meter weit auseinander und drehen Sie den linken Fuß nach außen. Heben Sie den gestreckten rechten Arm, wie bei Parsva Chakrasana angeführt, hoch, und beugen Sie sich so weit nach links, bis die Finger der linken Hand das linke Fußgelenk erreichen.

Wiederholen Sie die Asana seitenverkehrt.

Dauer

Bleiben Sie zehn bis dreißig Sekunden lang in dieser Asana.

Auswirkungen

Rückenschmerzen können gemildert oder beseitigt werden.

Die Verringerung einer Skoliose ist möglich. Trikonasana sollte zu jener Seite, welche der seitlichen Wirbelsäulenverkrümmung entgegenwirkt, ein weiteres mal geübt und länger eingehalten werden.

Es erfolgt eine Reduzierung von Fettansatz an den Hüften.

Ad 3, ENTSPANNUNGS-ASANAS

SAVASANA – LEICHENSTELLUNG
Abb 24

Ausführung
Legen Sie sich auf den Rücken. Die Arme ruhen, mit den Handflächen nach oben gerichtet, neben dem Körper. Geben Sie die Füße etwa dreißig Zentimeter weit auseinander.
Schließen Sie die Augen.
Achten Sie auf das natürliche Ein- und Ausströmen der Luft durch die Nase.

Dauer
Savasana wird zwischen den anderen Übungen ein bis zwei Minuten lang bzw. zu Beginn einer Übungsstunde etwas länger eingenommen. In letzterem Fall kann auch eine kurze Meditation in sitzender Position erfolgen.

TIEFENENTSPANNUNG IN SAVASANA

Jedes Übungsprogramm endet mit einer Tiefenentspannung in Savasana.

Bei der hier vorgestellten Übung werden Empfindungen wert- und absichtsfrei wahrgenommen. Man könnte diese Form der Wahrnehmung auch als "aktive Passivität" umschreiben. Ganz bewußt nichts tun, loslassen, einfach "sein".

Versuchen Sie keinesfalls etwas besonderes zu spüren, sondern nehmen Sie nur wirklich vorhandene Empfindungen objektiv wahr. Einige Beispiele für ganz alltägliche Empfindungen wären: Anspannung, Entspannung, Wärme, Kälte, Schwere, Leichtigkeit, Schmerz, Jucken, Prickeln, Pulsieren, Fließen, Berührung der Haare/ der Kleidung/ mit dem Boden, etc.

Bei der Durchführung der Übung sollten die Empfindungen allerdings nicht in Worte gefaßt werden.

A u s f ü h r u n g
Legen Sie sich in Savasana auf den Fußboden. Spüren Sie in der eben beschriebenen Weise den Körper von der Kopfdecke bis zu den Zehenspitzen, keinen Bereich auslassend, langsam durch.

Nachdem Sie bei den Zehenspitzen angelangt sind, konzentrieren Sie sich auf die Nase und beobachten den natürlichen Atemfluß in der Nase.

Am Ende der Entspannungsübung sollten Sie sich zunächst etwas bewegen, dann die Augen öffnen, und sich daraufhin wieder langsam erheben.

D a u e r
Etwa zehn Minuten lang

A u s w i r k u n g e n
Tiefe Entspannung
Innere Ausgeglichenheit

Erfrischung
Stärkung des Nervensystems
Hilft gegen Hypertonie und Herzbeschwerden
Anregung der Selbstheilungskräfte

MAKARASANA - KROKODILSTELLUNG
Abb. 25

Ausführung

Legen Sie sich in Bauchlage auf den Boden. Die Beine werden gegrätscht und die Füße nach außen gedreht. Der Kopf ruht auf den verschränkten Armen, wobei sich die Hände auf der jeweils gegenüberliegenden Schulter befinden.

Variation: Bei der Variation werden die Arme nicht verschränkt. Der Kopf ruht auf den übereinandergelegten Händen (Abbildung).

Konzentrieren Sie sich auf den natürlichen Atemvorgang in der Nase.

Makarasana findet zur Entspannung nach jeder in Bauchlage durchgeführten Übung Anwendung.

Dauer
Wie Savasana

Mein Selbst ist in meinem
innersten Herzen.
Es ist kleiner als ein Reiskorn,
kleiner als ein Gerstenkorn,
kleiner als ein Senfkorn,
kleiner als ein Hirsekorn
oder der Kern eines Hirsekorns.
Es ist mein Selbst, in meinem
innersten Herzen,
größer als die Erde,
größer als der Luftraum
größer als der Himmel,
größer als alle diese Welten.

Upanishaden

MUDRAS UND BANDHAS

Die unter "Allgemeines zur Durchführung der Asanas" angeführten Punkte 1, 3, 7, 8, 9, 10 gelten sinngemäß auch für die Ausführung von Mudras und Bandhas.
Ausnahme: Für Viparita Karani gelten alle Punkte.

UDDIYANA BANDHA
Abb. 26

Ausführung
In stehender Position beugen Sie die Beine ein wenig in den Kniegelenken, neigen den Oberkörper etwas nach vor, und geben Ihre Hände auf die Oberschenkel. Atmen Sie vollständig aus und halten Sie die Atmung bei leerer Lunge an.

Imitieren Sie eine Einatmung durch Anhebung der Rippen. Lassen Sie dabei keine Luft in die Lungen einströmen! Gleichzeitig werden die Bauchmuskeln entspannt. Das Zwerchfell steigt durch den eben beschriebenen Vorgang nach oben und es entsteht das für Uddiyana typische, konkave Aussehen des Bauches.

Uddiyana kann auch sitzend (in Padmasana) ausgeführt werden.

Variation: Bei sehr fortgeschrittenem Pranayama wird Uddiyana Bandha kurz vor dem Ende der

Atemverhaltung bei voller Lunge (Antara Kumbhaka) angewandt. Natürlich ist es hierbei nicht möglich, dieses Bandha so ausgeprägt durchzuführen.

Dauer
Uddiyana Bandha wird so lange eingenommen, solang die Atmung bei leerer Lunge leicht angehalten werden kann. Wiederholen Sie die Übung drei mal.

Auswirkungen
Kräftigt alle Bauchorgane
Regt die Darmperistaltik an

JALANDHARA BANDHA
Abb. 27

Ausführung
Beugen Sie den Kopf und pressen Sie das Kinn gegen die Incisura jugularis (oberes Ende des Brustbeines).
Jalandhara Bandha wird vorwiegend bei Pranayama angewandt.

Auswirkungen
Die bei normalem Atemanhalten auftretenden, unerwünschten Begleiterscheinungen, wie Erhöhung des

Blutdruckes und der Pulsfrequenz, werden durch Jalandhara Bandha verhindert.

Dem Entweichen von Luft aus den Lungen wird entgegengewirkt.

MULA BANDHA – WURZELVERSCHLUSS

Ausführung

Die Schließmuskeln des Afters werden kraftvoll kontrahiert. Dadurch erfolgt auch eine Kontraktion des gesamten Beckenbodens. Zugleich wird der untere Bereich des Bauches zusammengezogen.

Mula Bandha findet hauptsächlich bei Pranayama Anwendung.

Auswirkungen

Beckenorgane und Beckenbodenmuskulatur werden gestärkt.

Hinweise

Die Anwendung von Jalandhara- und Mula Bandha sowie eventuell Uddiyana Bandha während Antara Kumbhaka (Atemanhalten bei voller Lunge) ist wesentlich für die Aktivierung der Kundalini.

Die gemeinsame Durchführung von Jalandhara-, Mula- und Uddiyana Bandha wird als Bandha Traya (drei Bandhas) bezeichnet.

JIHVA BANDHA – ZUNGENVERSCHLUSS

Ausführung
Pressen Sie die Oberseite der Zunge gegen den Gaumen. Die Zungenspitze befindet sich sogleich hinter den oberen Schneidezähnen.

Auswirkungen
Schilddrüse, Ohrspeicheldrüse und Gaumenmandeln werden gestärkt.
Eine Verbesserung des Hörvermögens kann eintreten.

VIPARITA KARANI – UMGEKEHRTE HALTUNG
Abb. 28

Ausführung
Legen Sie sich auf den Rücken. Heben Sie nacheinander die gestreckten Beine und den Rumpf hoch und stützen Sie das Becken mit den Händen ab.
Vervollständigt wird Viparita Karani durch die Anwendung von Jihva Bandha (Zungenverschluß).

Dauer
Halten Sie Viparita Karani anfangs etwa zwanzig Sekunden lang ein und steigern Sie langsam auf fünf Minuten.

Auswirkungen
Vermehrte Durchblutung des Gehirns
Anregung der Darmperistaltik
Beugt Krampfadern vor

JNANA MUDRA – SYMBOL DER ERKENNTNIS
Abb. 29

Jnana Mudra wird häufig ergänzend bei Meditations-Asanas angewandt.

Ausführung
Beugen Sie Zeigefinger und Daumen, bis sich die Spitzen dieser Finger berühren. Die anderen Finger werden gestreckt.

---

*Der Weise sucht,
was in ihm selber ist,
der Tor,
was außerhalb.*

Konfutse

KRIYAS

Die unter "Allgemeines zur Durchführung der Asanas" angeführten Punkte 1, 3, 7, 8, 9, 10 gelten sinngemäß auch für die Ausführung von Kriyas.

KAPALABHATI – LEUCHTENDER SCHÄDEL

A u s f ü h r u n g
Nehmen Sie eine Meditations-Asana, möglichst Padmasana, ein. Kontrahieren Sie kräftig die Bauchmuskeln und atmen Sie dabei rasch durch die Nase aus. Daraufhin wird die Bauchdecke sofort wieder entspannt und gleichzeitig erfolgt die Einatmung durch die Nase.
Konzentrieren Sie sich auf die Bewegungen der Bauchdecke.

Das zeitliche Verhältnis zwischen der aktiven, geräuschvollen Ausatmung und der passiven, geräuschlosen Einatmung beträgt etwa 1:3.
In fortgeschrittenem Stadium wird oft unwillkürlich Mula Bandha angewandt.

D a u e r
Zu Beginn besteht eine "Runde" aus zehn unmittelbar aufeinanderfolgenden Atemstößen (zehnmal kräftig ausatmen, dazwischen jeweils passiv einatmen).

Führen Sie drei Runden durch. Zwischen den Runden kurze Zeit normal atmen.

Langsam wird auf 121 heftige Atmungen pro Runde gesteigert, wobei jede Woche zehn Atemstöße (in der letzten Woche elf) hinzugefügt werden.

In weiterer Folge sollten Sie diese 121 Atemstöße innerhalb einer Minute ausführen.

A u s w i r k u n g e n

Regenerierend für die Körperzellen durch erhebliche Steigerung der Sauerstoffaufnahme und der Kohlendioxydabgabe

Mentale Erquickung

Hilfreich gegen Kopfschmerzen

Gesteigerte Nervenstärke

Reinigung der Stirnhöhle

Massage der Bauchorgane

Anregung der Darmperistaltik

Reduzierung von überschüssigem Fettgewebe am Bauch.

H i n w e i s

Da durch Kapalabhati eine bessere Kontrolle des Atemvorganges (z.B. längeres Atemanhalten) ermöglicht wird sowie eine Reinigung der Nasengänge erfolgt, sollten Sie diese Übung immer vor Pranayama durchführen.

NAULI
Abb.30

A u s f ü h r u n g

Führen Sie Uddiyana Bandha in stehender Position durch. Pressen Sie nun fest mit den Händen gegen die Oberschenkel und versuchen Sie den vertikalen mittleren Teil des Bauches herauszudrücken. Dadurch werden die langen geraden Bauchmuskeln (Mm. recti abdominis) angespannt. Die übrigen Bauchmuskeln bleiben entspannt.

Dieser erste Teil der Übung wird als "Madhyama Nauli" (mittleres Nauli) bezeichnet (Abbildung).

Wenn Sie Madhyama Nauli beherrschen, können Sie versuchen, den linken und rechten geraden Bauchmuskel abwechselnd anzuspannen.

Ausgehend von Madhyama Nauli drehen Sie sich nun mit dem Oberkörper etwas nach links, pressen fester mit der linken Hand gegen den linken Oberschenkel und reduzieren den Druck der rechten Hand auf den rechten Oberschenkel. Somit wird der linke gerade Bauchmuskel noch mehr angespannt und zur linken Seite verlagert. Gleichzeitig erfolgt eine Entspannung des rechten Rektus.

Dieser Teil der Übung trägt den Namen "Vama Nauli" (linkes Nauli).

Durch seitenverkehrte Wiederholung spannen Sie den rechten geraden Bauchmuskel an. Dies wird als "Dakshina Nauli" (rechtes Nauli) bezeichnet.

Nauli im eigentlichen Sinn besteht nun aus einer rasch aufeinanderfolgenden Anspannung beider, des linken, des rechten und dann wieder beider gerader Bauchmuskeln usw. Es entsteht dadurch eine wellenförmige Bewegung der Bauchdecke.

Diesen Vorgang wiederholen Sie ohne Unterbrechung so lange, wie Sie die Atmung bei leerer Lunge leicht anzuhalten vermögen.

Nach einer kurzen Pause wird Nauli, erneut ausgehend von Madhyama Nauli, mit Anspannung der geraden Bauchmuskeln in umgekehrter Reihenfolge wiederholt.

D a u e r
Führen Sie Nauli vier- oder sechsmal durch (zwei- bis dreimal zu jeder Seite).

A u s w i r k u n g e n
Vitalitätssteigerung der Bauchorgane
Gute Methode gegen Obstipation

Du sagst,
Du liebst Blumen –
doch pflückst Du sie.

Du sagst,
Du liebst Tiere –
doch ißt Du sie.

Darum fürchte ich mich,
wenn Du sagst:
Ich liebe Dich.

PRANAYAMA

Die unter "Allgemeines zur Durchführung der Asanas" angeführten Punkte 1, 3, 7, 8, 9, 10 gelten sinngemäß auch für die Ausführung von Pranayama.

GRUNDLEGENDE YOGA-ATMUNG

Ausführung
Die grundlegende Yoga-Atmung wird in sitzender Stellung (möglichst in einer Meditations-Asana) durchgeführt. Auf eine aufrechte Oberkörperhaltung ist zu achten.

Atmen Sie langsam durch die Nase ein, wobei Sie zunächst die Bauchdecke dehnen. Den Bauch allerdings nicht ganz vorwölben, sondern eine leichte Spannung der Bauchwand aufrecht erhalten (kontrollierte Bauchmuskulatur). Anschließend erfolgt eine vollständige Dehnung des Brustkorbes. Atmen Sie dann wieder langsam durch beide Nasengänge aus.

Nachdem Sie diesen Übungsabschnitt beherrschen, versuchen Sie die Atmung zusätzlich in einem bestimmten Rhythmus durchzuführen, indem Sie etwa vier Sekunden lang einatmen und ca. sechs Sekunden lang ausatmen (langsam mental bis vier bzw. bis sechs zählen). Das Verhältnis von Einatmung zu Ausatmung wird dann auf 4:8 und später auf 5:10 gesteigert.

ANULOMA VILOMA PRANAYAMA – WECHSELATMUNG

Ausführung

Nehmen Sie Padmasana (linke Hand in Jnana Mudra auf dem linken Knie) oder eine andere Meditations-Asana ein. Beugen Sie Zeige- und Mittelfinger der rechten Hand, sodaß nur Daumen, Ring- und kleiner Finger ausgestreckt bleiben. Diese Fingerhaltung ist für das abwechselnde Öffnen und Verschließen der Nasenlöcher bei Anuloma Viloma sowie bei anderen Pranayamas erforderlich.

Einatmung – Puraka (Abb. 31)

Schließen Sie nach vollständiger Ausatmung durch die Nase das rechte Nasenloch mit dem rechten Daumen. Atmen Sie nun durch das linke Nasenloch – wie bei der grundlegenden Yoga-Atmung wieder mit kontrollierter Bauchmuskulatur und anschließender Dehnung des Thorax – langsam ein.

Kumbhaka – Anhaltung (Abb. 32)

Nach vollständiger Einatmung erfolgt das Anhalten der Atmung, wobei Jalandhara Bandha angewandt und das linke Nasenloch mit Ring- und kleinem Finger verschlossen werden (das rechts Nasenloch ist ohnehin schon blockiert).

Recaka – Ausatmung (Abb. 33)

Das rechte Nasenloch wird geöffnet und Jalandhara Bandha gelöst. Nun erfolgt die langsame Ausatmung durch den rechten Nasengang.

Sie atmen nun erneut durch das rechte Nasenloch ein, halten die Atmung an und lassen die Luft durch das linke Nasenloch wieder ausströmen.
Eine "Runde" ist somit komplett.

Zusammenfassung:
Einatmen links - Anhalten - Ausatmen rechts -
Einatmen rechts - Anhalten - Ausatmen links
(Ende einer Runde)
Einatmen links - usw...

Der Atemfluß sollte während der Ein- und Ausatmung möglichst gleichmäßig und geräuschlos sein.
Spüren Sie beim Ein- und Ausatmen die Luft in der Nase, beim Anhalten sollten Sie sich auf die Lunge konzentrieren.

Das Verhältnis Einatmung : Anhaltung : Ausatmung beträgt 1:1:2 (z.B. beim Einatmen und Anhalten langsam mental bis fünf, beim Ausatmen bis zehn zählen).
Nach einiger Übung wird der Rhythmus auf 1:2:2, dann auf 1:3:2 und später auf 1:4:2 (z.B. 8:32:16) abgeändert.

B e a c h t e n   S i e
Jeder Abschnitt bei Anuloma Viloma und auch bei den anderen Pranayamas muß bequem durchführbar sein! Ansonsten ist eine einfachere Übungsform zu wählen.
Zu Beginn sollten Sie die Wechselatmung ohne Atemanhalten ausführen.

Üben Sie Kumbhaka nie ohne persönliche Anleitung eines Yoga-Lehrers.

D a u e r
Beginnen Sie mit fünf Runden und steigern Sie langsam auf zwanzig Runden. Dehnen Sie stufenweise auch die einzelnen Phasen immer weiter aus.

A u s w i r k u n g e n
Die Nadis werden gereinigt.
Die stimulierenden und sedierenden Kräfte im Körper kommen ins Gleichgewicht. Dies deshalb, da Prana, wenn durch das linke Nasenloch und folglich durch Ida Nadi fließend, beruhigende, und wenn durch das rechte Nasenloch, und somit durch Pingala Nadi strömend, anregende Prozesse ermöglicht. (Beide Nadis ziehen vom Becken zur Nase).
Eine Beruhigung der Gedanken tritt ein.
Es erfolgt eine Stärkung des Nervensystems.
Die Elastizität der Lunge wird gefördert.
Die Bauchorgane erfahren eine wirksame Massage.

G e g e n a n z e i g e n
Bei schwerwiegenden Herz- oder Lungenbeschwerden darf kein Anhalten des Atems erfolgen.
Dies gilt auch bei allen anderen Pranayamas.

UJJAYI PRANAYAMA

Ujjayi bedeutet "laut ausdrücken". Die Übung wird so bezeichnet, weil durch teilweisen Verschluß der Stimmritze bei der Ein- und Ausatmung ein Geräusch zu vernehmen ist.

Ausführung
Fingerhaltung der rechten Hand sowie üblicherweise auch die Sitzhaltung wie bei Anuloma Viloma. Ujjayi kann allerdings auch in anderen Körperpositionen durchgeführt werden.

Puraka - Einatmung
Nach vollständiger Ausatmung wird die Stimmritze teilweise geschlossen und es erfolgt die Einatmung durch beide Nasengänge. Die Bauchmuskulatur hierbei wieder leicht angespannt lassen und den Brustkorb vollständig dehnen.

Kumbhaka - Atemanhalten (Abb. 32)
Nach vollständiger Einatmung erfolgt das Anhalten der Atmung, wobei Mula- und Jalandhara Bandha angewandt und beide Nasenlöcher verschlossen werden.

Recaka - Ausatmung (Abb. 31))
Nachdem das linke Nasenloch geöffnet und die Bandhas gelöst wurden, erfolgt die Ausatmung durch das linke Nasenloch. Die Stimmritze ist hierbei wieder teilweise geschlossen.

Eine Runde Ujjayi ist somit komplett und es erfolgt nun wieder die Einatmung durch beide Nasengänge.

Bezüglich der Konzentration gilt dasselbe wie für Anuloma Viloma. Fortgeschrittene richten allerdings während Kumbhaka die Aufmerksamkeit auf Muladhara Chakra.
Auch hinsichtlich des Verhältnisses von Einatmung:Anhaltung:Ausatmung gilt das bei Anuloma Viloma Angeführte.

B e a c h t e n   S i e
Zu Beginn sollte die Atmung nicht angehalten und die Ausatmung durch beide Nasengänge erfolgen.

D a u e r
Wie Anuloma Viloma Pranayama

A u s w i r k u n g e n
Beruhigung der mentalen Aktivität
Vermehrtes inneres Gleichgewicht
Bessere Funktion des Atemapparates
Stärkung der Bauchorgane

BHASTRIKA PRANAYAMA

Ausführung

Setzen Sie sich in Padmasana oder in einer anderen Meditations-Asana auf den Fußboden.

Bhastrika besteht aus zwei Teilen, wobei der erste Abschnitt große Ähnlichkeit mit Kapalabhati aufweist. Der Unterschied besteht darin, daß bei Bhastrika nicht nur die Ausatmung sondern auch die Einatmung aktiv und geräuschvoll ausgeführt wird.

Wegen dieses Teiles trägt die Übung auch den Namen "Bhastrika" = "Blasebalg".

Nachdem zehn bis sechzig mal (langsam steigern) heftig geatmet wurde, folgt im unmittelbar daran anschließenden zweiten Teil eine langsame und möglichst tiefe Einatmung (Puraka) durch das rechte Nasenloch (Abb. 33). Daraufhin wird die Atmung so lange dies bequem möglich ist angehalten (Kumbhaka), wobei die Anwendung von Mula- und Jalandhara Bandha aowie der Verschluß beider Nasenlöcher erfolgen (Abb. 32). Sehr Fortgeschrittene führen auch Uddiyana Bandha durch. Nach der Anhaltung bzw. nach Öffnen des linken Nasenloches und Lösen der Bandhas wird langsam und vollständig durch das linke Nasenloch ausgeatmet (Recaka, Abb. 31).

Dies ergibt eine "Runde" Bhastrika. Vor Beginn einer neuen Runde machen Sie einige normale Atemzüge.

Während des ersten Teiles der Übung konzentrieren Sie sich auf die Bauchdeckenbewegungen, beim langsamen Ein- und Ausatmen auf den Luftstrom in der Nase, während Kumbhaka auf Muladhara Chakra.

Dauer
Anfangs sollten Sie drei Runden durchführen und diese Anzahl bis auf etwa zehn steigern.

Auswirkungen
Mentale Beruhigung
Vermehrte Nervenstärke
Gesteigerte Effizienz der Atmung
Funktionsverbesserung der Bauchorgane

Hinweis
Bhastrika ist eine sehr wichtige Übung zur Aktivierung der Kundalini.

Als du auf die Welt kamst, o Mensch, hat sich die Welt gefreut, und du hast geweint. Jetzt gebrauche deine Zeit so, daß, wenn die Stunde schlägt und du die Welt verläßt, sie weinen wird und du mit Freude weggehen kannst.

Tulsi

DHYANA

Die Meditationsmethoden sind sehr zahlreich. Eine einfache, jedoch hochwirksame, ist die Atemmeditation, in welche nachfolgend eine Einführung erfolgt.

So wie alle seriösen Meditationen, sollten Sie auch die Atemmeditation unter der persönlichen Anleitung eines autorisierten Lehrers erlernen.

E i n f ü h r u n g

Nehmen Sie eine Meditations-Asana oder eine andere Sitzstellung mit aufrechter Oberkörperhaltung ein. Benutzen Sie eventuell ein Sitzkissen. Sie können auch auf einem Stuhl sitzen, allerdings sollten Sie sich nicht anlehnen.

Schließen Sie die Augen.

Fassen Sie den Entschluß, sich bei der folgenden Versenkung durch nichts ablenken zu lassen und keine Überlegungen anzustellen.

Konzentrieren Sie sich nun auf Ihre Nase und nehmen Sie bei der Einatmung die kühle und bei der Ausatmung die warme Atemluft wahr. Atmen Sie dabei möglichst natürlich. Wenn Gedanken auftreten, versuchen Sie nicht, diese zu verdrängen, sondern schenken Sie ihnen keine Beachtung und verstärken Sie leicht die Atmung. Dadurch gelingt die Konzentration auf den Atemvorgang besser und gleichzeitig glätten sich die mentalen Wogen. Die Gedanken kommen sozusagen freiwillig zur Ruhe.

Atmen Sie jedoch nur vorübergehend etwas tiefer und kehren Sie dann wieder zur Beobachtung des natürlichen Atemvorganges zurück.

Haben Sie viel Geduld bei den Meditationsversuchen! Mit zunehmender Übung wird die Versenkung immer besser gelingen.

Sie können die Meditation nach den anderen Yogaübungen, oder auch getrennt davon, durchführen.

D a u e r
Meditieren Sie mindestens zwanzig Minuten lang.

H i n w e i s
Neben der regelmäßigen täglichen Meditation ergeben sich zusätzlich etwa bei Fahrten in öffentlichen Verkehrsmitteln, in Wartezimmern etc., immer wieder Gelegenheiten zum Üben (in der Öffentlichkeit werden selbstverständlich eine unauffällige Körperhaltung eingenommen und die Augen nicht geschlossen).

A u s w i r k u n g e n
Innerer Friede
Hilfreich zur Vorbeugung und Heilung einer Vielzahl von Krankheiten.

Der Körper, die Gefühle, die Gedanken sind vergänglich. Was vergänglich, ist dem Leiden unterworfen; und was vergänglich, leidvoll und dem Wechsel unterworfen ist, da kann man nicht mit Recht behaupten: "Das gehört mir, das bin ich, das ist mein Ich".

Gautama Buddha

REIHENFOLGE DER ÜBUNGEN

Die Übungen sollten in folgender Abfolge durchgeführt werden:

Sirshasana – Kopfstand
Viparita Karani – Umgekehrte Haltung
Sarvangasana – Ganzkörperstellung
Matsyasana – Fischstellung
Eka Pada Sarvangasana –
Einbeinige Ganzkörperstellung
Halasana – Pflugstellung
Bhujangasana – Kobrastellung
Ardha Salabhasana – Halbe Heuschreckenstellung
Salabhasana – Heuschreckenstellung
Dhanurasana – Bogenstellung
Paschimottanasana – Hintere Dehnungsstellung
Janu Sirshasana – Knie-Kopf-Stellung
Vakrasana – Drehstellung
Ardha Matsyendrasana –
Halbe Matsyendrastellung
Supta Vajrasana – Liegende Beckenstellung
Ardha Pavanamuktasana –
Halbe windebefreiende Stellung
Pavanamuktasana – Windebefreiende Stellung
Vajrasana – Beckenstellung
Padmasana – Lotossitz
Parsva Chakrasana – Seitliche Radstellung
Trikonasana – Dreieckstellung
Uddiyana Bandha

Nauli
Kapalabhati – Leuchtender Schädel
Anuloma Viloma Pranayama – Wechselatmung
Ujjayi Pranayama
Bhastrika Pranayama

Bezüglich Sava- und Makarasana siehe das bei den Entspannungs-Asanas Angeführte.
Sobald längeres Verweilen in Padmasana oder Vajrasana keine Schwierigkeiten mehr bereitet, ist es nicht weiter nötig, diese Asanas im Zuge der oben angeführten Übungsreihe einzunehmen. Vielmehr werden dann Atem- und Meditationsübungen in diesen Positionen ausgeführt.

ÜBUNGSGRUPPEN

Ideal wäre es, wenn Sie alle Übungen täglich durchführen könnten - allerdings sollten Sie mit maximal zehn beginnen und diese Anzahl langsam steigern.
Oft wird jedoch auch nach längerer Praxis nicht die Zeit für alle Übungen vorhanden sein. Versuchen Sie dann, neben den Entspannungs-Asanas einschließlich der Tiefenentspannung, zumindest je eine Übung aus den folgenden Gruppen auszuführen. (Mit * bezeichnete Übungen können nur mit Einschränkungen den jeweiligen Gruppen zugeordnet werden).

Umkehrstellungen
Sirshasana, Viparita Karani, Sarvangasana (dieser Asana immer Matsyasana folgen lassen), Eka Pada Sarvangasana

Rückwärtsgerichtete Stellungen
Bhujangasana, Salabhasana, Dhanurasana, Matsyasana*, Ardha Salabhasana*, Supta Vayrasana*

Vorwärtsgerichtete Stellungen
Paschimottanasana, Janu Sirshasana, Halasana, Ardha Pavanamuktasana*, Pavanamuktasana*

Drehstellungen
   Ardha Matsyendrasana, Vakrasana

Meditationsstellungen
   Padmasana, Vajrasana

Seitlichgerichtete Stellungen
   Trikonasana, Parsva Chakrasana

Bauchübungen
   Nauli, Uddiyana Bandha

Atemkontrolle
   Grundlegende Yoga-Atmung, Anuloma Viloma Pranayama, Ujjayi Pranayama, Bhastrika Pranayama (Kapalabhati vor Pranayama durchführen)

ÜBUNGSBEISPIELE

Die Beispiele sind für Personen mit normaler Gesundheit erstellt.

In den ersten Wochen könnte der Übungsablauf etwa so aussehen:

Viparita Karani
Bhujangasana
Paschimottanasana
Vakrasana
Vajrasana
Parsva Chakrasana
Uddiyana Bandha
Grundlegende Yoga-Atmung

Und nach einigen Wochen oder einigen Monaten:

Sarvangasana
Matsyasana
Bhujangasana
Salabhasana
Paschimottanasana
Janu Sirshasana
Ardha Matsyendrasana
Padmasana
Trikonasana
Nauli

Kapalabhati
Anuloma Viloma Pranayama
Dhyana

Ein fortgeschrittenes Programm könnte so gestaltet sein:

Sirshasana
Sarvangasana
Matsyasana
Halasana
Bhujangasana
Dhanurasana
Paschimottanasana
Ardha Matsyendrasana
Supta Vajrasana
Ardha Pavanamuktasana / Pavanamuktasana
Trikonasana
Nauli
Kapalabhati
Ujjayi Pranayama
Bhastrika Pranayama
Dhyana

Versuchen Sie bei jeder Gelegenheit, bei jedem Kontakt mit einem Menschen, selbstlose Liebe und Mitgefühl zu entfalten.

ABBILDUNGEN

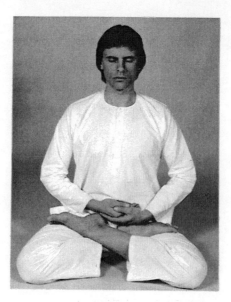

1 / Padmasana-Lotossitz

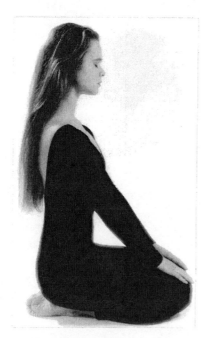

2 / Vajrasana-Beckenstellung

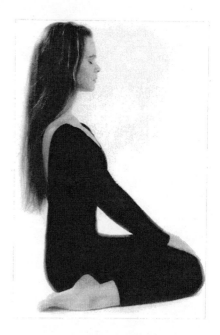

3 / Vajrasana (Variation)

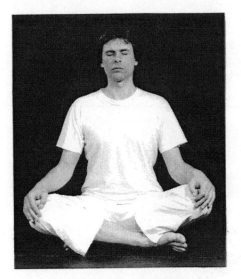

4 / Sukhasana-Bequeme Stellung

5 / Sirshasana-Kopfstand

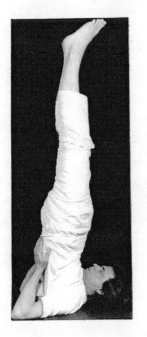

6 / Sarvangasana-Ganzkörperstellung

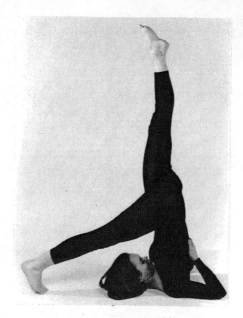

7 / Eka Pada Sarvangasana-
Einbeinige Ganzkörperstellung

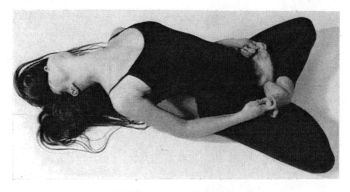

8 / Matsyasana-Fischstellung

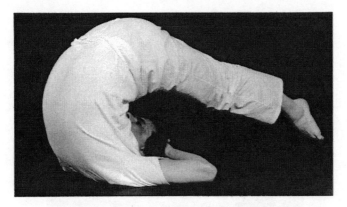

9 / Halasana-Pflugstellung

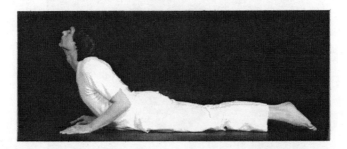

10 / Bhujangasana-Kobrastellung

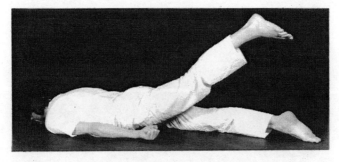

11 / Ardha Salabhasana-Halbe Heuschreckenstellung

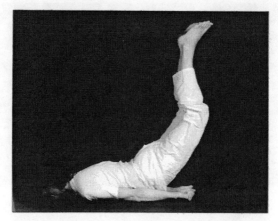

12 / Salabhasana-Heuschreckenstellung

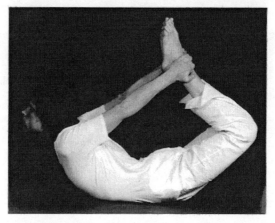

13 / Dhanurasana-Bogenstellung

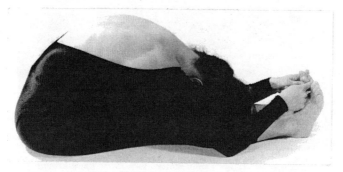

14 / Paschimottanasana-Hintere Dehnungsstellung

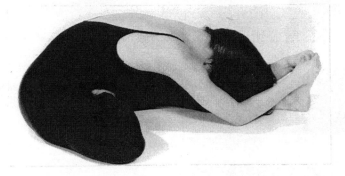

15 / Janu Sirshasana-Knie-Kopf-Stellung

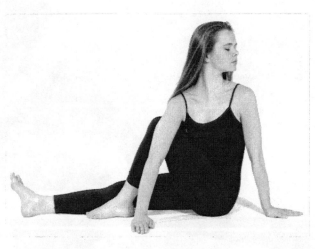

16 / Vakrasana-Drehstellung

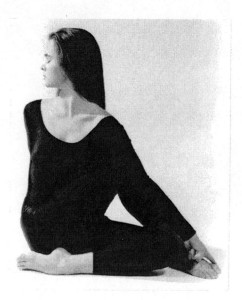

17 / Ardha Matsyendrasana-
Halbe Matsyendrastellung

18 / Ardha Matsyendrasana

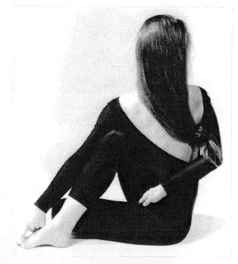

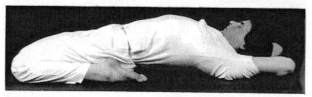

19 / Supta Vajrasana-Liegende Beckenstellung

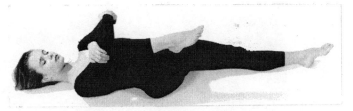

20 / Ardha Pavanamuktasana-Halbe windebefreiende Stellung

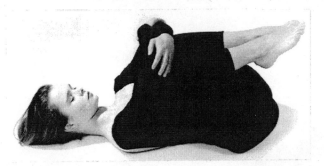

21 / Pavanamuktasana-Windebefreiende Stellung

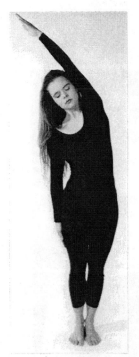

22 / Parsva Chakrasana-Seitliche Radstellung

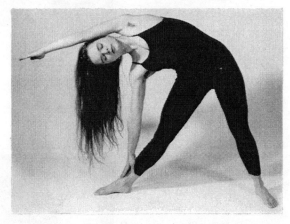

23 / Trikonasana-Dreieckstellung

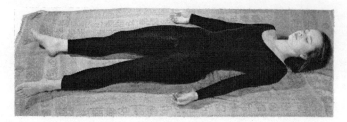

24 / Savasana-Leichenstellung

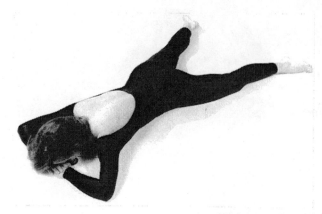

25 / Makarasana-Krokodilstellung

26 / Uddiyana Bandha

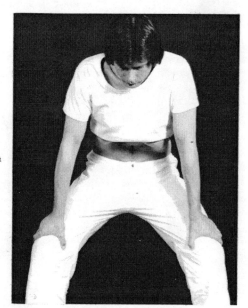

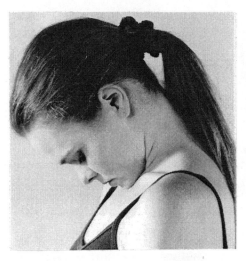

27 / Jalandhara Bandha

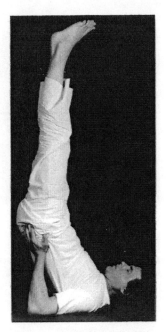

28 / Viparita Karani-
Umgekehrte Haltung

29 / Jnana Mudra-
Symbol der Erkenntnis

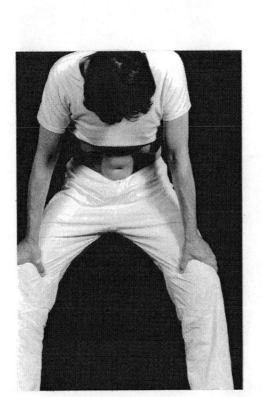

30 / Nauli

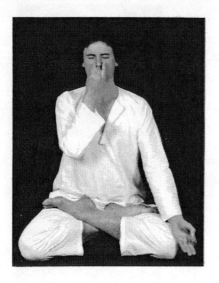

31 / Pranayama-Atemkontrolle
Rechtes Nasenloch geschlossen

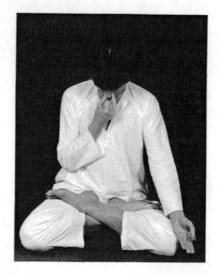

32 / Kumbhaka-Atemanhalten
Beide Nasenlöcher geschlossen

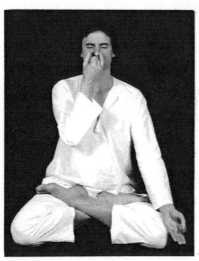

33 / Linkes Nasenloch geschlossen

INHALT

7	Einleitung
9	**Klassischer Yoga**
21	**Hatha-/Laya-/Raja-Yoga**
21	Hatha Yoga
23	Laya-/Raja-Yoga
27	**Übungsteil**
28	**Asanas**
28	Allgemeines zur Durchführung der Asanas
30	Einteilung der Asanas
30	Meditations-Asanas
30	Padmasana
31	Vajrasana
32	Sukhasana
33	Korrektive Asanas
33	Sirshasana
34	Sarvangasana
35	Eka Pada Sarvangasana
36	Matsyasana
37	Halasana
38	Bhujangasana
39	Ardha Salabhasana
40	Salabhasana
41	Dhanurasana
42	Paschimottanasana
43	Janu Sirshasana
44	Vakrasana
45	Ardha Matsyendrasana
46	Supta Vajrasana

47	Ardha Pavanamuktasana
47	Pavanamuktasana
49	Parsva Chakrasana
50	Trikonasana
51	Entspannungs-Asanas
51	Savasana
51	Tiefenentspannung in Savasana
53	Makarasana
55	**Mudras und Bandhas**
55	Uddiyana Bandha
56	Jalandhara Bandha
57	Mula Bandha
58	Jihva Bandha
58	Viparita Karani
59	Jnana Mudra
60	**Kriyas**
60	Kapalabhati
62	Nauli
65	**Pranayama**
65	Grundlegende Yoga-Atmung
66	Anuloma Viloma Pranayama
69	Ujjayi Pranayama
71	Bhastrika Pranayama
73	**Dhyana (Meditation)**
76	**Reihenfolge der Übungen**
78	**Übungsgruppen**
80	**Übungsbeispiele**
83	**Abbildungen**